BEI GRIN MACHT SICH IHR WISSEN BEZAHLT

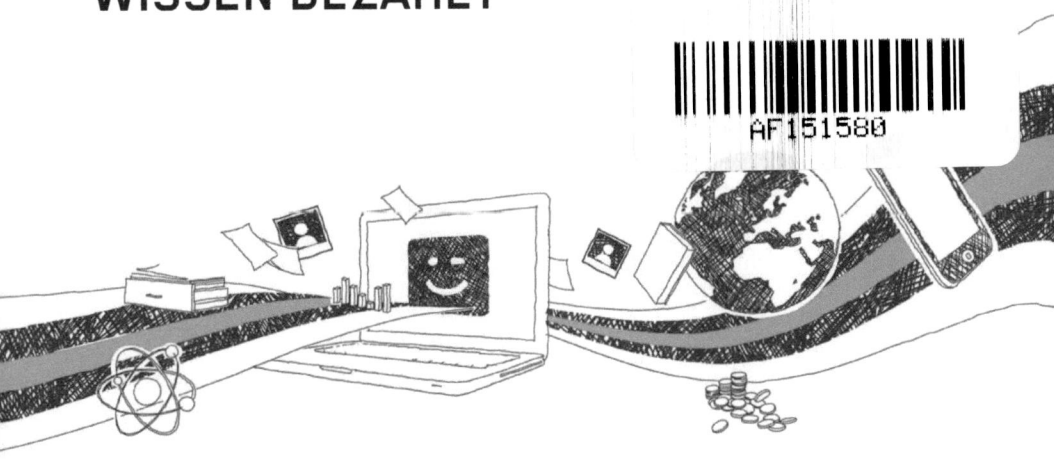

AF151580

- Wir veröffentlichen Ihre Hausarbeit,
  Bachelor- und Masterarbeit

- Ihr eigenes eBook und Buch -
  weltweit in allen wichtigen Shops

- Verdienen Sie an jedem Verkauf

Jetzt bei www.GRIN.com hochladen
und kostenlos publizieren

Bibliografische Information der Deutschen Nationalbibliothek:

Die Deutsche Bibliothek verzeichnet diese Publikation in der Deutschen National-
bibliografie; detaillierte bibliografische Daten sind im Internet über http://dnb.d-
nb.de/ abrufbar.

Impressum:

Copyright © 2009 GRIN Verlag
Druck und Bindung: Books on Demand GmbH, Norderstedt Germany
ISBN: 9783640327355

Dieses Buch bei GRIN:

https://www.grin.com/document/125668

Monika Cirlea

"In sich selbst gefangen" - Demenz: Psychische Situation und Kommunikationstipps

GRIN Verlag

GRIN - Your knowledge has value

Der GRIN Verlag publiziert seit 1998 wissenschaftliche Arbeiten von Studenten, Hochschullehrern und anderen Akademikern als eBook und gedrucktes Buch. Die Verlagswebsite www.grin.com ist die ideale Plattform zur Veröffentlichung von Hausarbeiten, Abschlussarbeiten, wissenschaftlichen Aufsätzen, Dissertationen und Fachbüchern.

Besuchen Sie uns im Internet:

http://www.grin.com/

http://www.facebook.com/grincom

http://www.twitter.com/grin_com

FACHBEREICHSARBEIT

Schule für allgemeine Gesundheits- und Krankenpflege
am SMZ-Ost der Stadt Wien
Langobardenstraße 122
1220 Wien

„In sich selbst gefangen"

Demenz: Psychische Situation und Kommunikationstipps

Monika CIRLEA

Jahrgang: März 2006/2009

Wien, im Dezember 2008

Inhaltsverzeichnis

Einleitung

In dieser Fachbereichsarbeit behandle ich das Thema „In sich selbst gefangen" – Demenz: Psychische Situation und Kommunikationstipps.

In der Pflege nimmt unleugbar die Demenzerkrankung immer mehr zu. Deshalb ist es eine Herausforderung die jeweilige psychische Situation des Erkrankten herauszufinden. Erst wenn man versucht, sich selbst in die Situation des Erkrankten hineinzudenken, versteht man einen Hauch, wie sich dieser wohl fühlen muss oder warum er so eigenartig reagiert. Es ist für die Pflegequalität von großer Bedeutung, die Bedürfnisse des Patienten bzw. Heimbewohner zu verstehen, da ständiger Stress oder unangebrachte Pflege/Betreuung unter anderem zu Depressionen und Rückzug führen können. Da mich die Demenzerkrankung auch familiär betrifft, merkte ich bald, dass es einen großen Unterschied zwischen „Arbeit" und Angehörigen gibt. In meinen Praktika, wo ich immer wieder mit an Demenz Erkrankten arbeitete, beschäftigte mich die Krankheit nicht so sehr, da ich nie wusste, wie der Mensch vor seiner Erkrankung war. Aber zu sehen, wie der eigene Vater nach und nach seine Persönlichkeit verändert, seine Töchter, Ehefrau und seine Bekannten nicht mehr erkennt und ständig auf der Suche nach Vertrautem ist, ist sehr schmerzhaft und oft schwer zu akzeptieren. Es ist mir ein sehr großes Anliegen, die Sicht des Erkrankten aufzuzeigen, da in der Fachliteratur meist die Seite des pflegenden Angehörigen bzw. der Pflege beleuchtet wird. → Wie fühlt sich aber ein an Demenz Erkrankter? In welcher „Welt" lebt er? → Wie kann man mit einem an Demenz Erkrankten kommunizieren? → Inwieweit ist die Biografiearbeit nützlich?

Beginn dieser Fachbereichsarbeit bilden die verschiedenen Demenzformen, die Symptome, die Diagnose und die Therapie - wobei auf die medizinischen Schwierigkeiten leider nicht eingegangen werden kann. Weiters möchte ich die Situation des Erkrankten aufzeigen, welche teilweise nur vermutet werden kann. Anschließend werde ich kurz auf die Wichtigkeit der Biografie eingehen. Da es im mittleren Stadium der Erkrankung zunehmend schwieriger wird, sich mit dem Erkrankten zu verständigen, werde ich Schwierigkeiten aber auch Tipps in der Kommunikation aufzeigen und das „Best-Friends-Modell" kurz vorstellen.

Ich möchte hier noch erwähnen, dass ich wegen der einfacheren Schreibweise/Lesbarkeit den Ausdruck „Patient", oder „Erkrankter" verwende, damit aber natürlich Patient und Patientin bzw. Erkrankten und Erkrankte meine. Zunächst einmal die Frage:

1 Was ist Demenz?

Es folgen Definitionen, die den Begriff „Demenz" näher erläutern:

Es ist die „*Bezeichnung für in der Regel über Monate bis Jahre chronisch progrediente* (fortschreitende) *degenerative Veränderungen des Gehirns, mit Verlust von früher erworbenen kognitiven Fähigkeiten"* (Hildebrandt et al. 1998, S. 328). *„… organisch bedingter Verlust intellektueller Fähigkeiten"* (Frank 2004, S. 108). *„… fortschreitende Hirnleistungsschwächen, die sich in einer Beeinträchtigung bei den Aktivitäten des täglichen Lebens niederschlagen und langfristig zu Pflegebedürftigkeit führen"* (Kötzer 2005, S. 285).

Warum ist die Demenzerkrankung eigentlich von Bedeutung? *„Die Demenz ist die häufigste Einzelursache von Pflegebedürftigkeit im Alter"* (Baumgartner 2003, S. 514). Welchen weiteren Grund gibt es, sich mit der Thematik Demenz auseinanderzusetzen? → Laut Studien soll die Anzahl der in Österreich an Demenz Erkrankten – Inzidenz (Neuerkrankte) und Prävalenz (Erkrankte) – von ca. 90.500 bis 2050 auf 233.800 ansteigen (vgl. Alf et al. 2006, S. 222). Im Vergleich dazu sind in Deutschland mehr als eine Million Menschen betroffen (vgl. Frank 2004, S. 108).

1.1 Warnzeichen/Symptome

Die Demenz wird als Angehöriger oft sehr spät bemerkt, da man oft denkt, dass es zum normalen Altern gehört, verschiedene der nun folgenden Symptome zu beobachten. *„Allmähliche Gedächtnisschwäche, deshalb Einschränkung geistiger Leistungen wie Aufmerksamkeit, Denkvermögen, sprachliche Ausdrucksweise, zeitliche und örtliche Orientierung, und die nachlassende Fähigkeit zur Erledigung komplexer Aufgaben"* (Braas 2005, S. 1). Außerdem versuchen die Erkrankten anfangs die Schwächen zu überspielen oder zu verheimlichen. Vermuten kann man es nach einiger Zeit, wenn sich die Symptome verstärken oder addieren. Oft erkennt man die Symptome erst im Rückblick, wenn die Diagnose bereits gestellt wurde.

Die Symptome der Demenz sind nicht bei jedem Menschen völlig gleich. Sie hängen vom Ausmaß und der Ausbreitung der Veränderungen im Gehirn ab und werden auch durch Persönlichkeit, Ausbildungsniveau, Lebensumstände und körperliche Verfassung beeinflusst. Merkmale sind unter anderem das Vergessen von kurz zurückliegenden Ereignissen, d.h. das Kurzzeitgedächtnis ist betroffen. In unvertrauter Umgebung wird es schwerer sich zurechtzufinden. Weiters wird das Ausführen von gewohnten Tätigkeiten zunehmend ein

Problem. Das Interesse an Arbeit oder Hobbys lässt nach. Weiters fällt es zunehmend schwerer Entscheidungen zu treffen (vgl. Pfizer 2006, S. 8). Zu allgemeinen Symptomen der Demenz zählen: *„Massive Merkfähigkeitsstörung, Zerstreutheit, Konzentrationsstörung, Desorientiertheit, Stimmungsveränderungen, Konfabulationen (Erinnerungslücken werden durch spontane Einfälle ausgefüllt), Probleme im sprachlichen Ausdruck und Wortfindungsstörungen"* (Frank 2004, S. 108). Es können aber auch durch andere Krankheitsbilder ähnliche Symptome auftreten, wie zum Beispiel Delirium, Schizophrenie oder Depressionen. Deshalb ist eine genaue Diagnosestellung sehr wichtig. Welche Untersuchungen werden zur Diagnosesicherung herangezogen?

1.2 Diagnostik

Die Diagnostik erfordert unter anderem eine internistische Untersuchung und eine psychiatrische Untersuchung. Außerdem werden Bild gebende Verfahren wie Computertomographie oder Magnetresonanz verwendet, um Gefäßveränderungen oder Tumore zu erkennen. Weiters gibt es mehrere standardisierte Tests zum Beispiel den MMSE (Mini-Mental-State-Examination). Durch diesen Test wird die Orientierung, die Merkfähigkeit, die Aufmerksamkeit, Rechenfähigkeit und die Motorik getestet. Im nun Folgenden wird näher auf die verschiedenen Demenzformen eingegangen.

1.3 Demenzformen

Zur häufigsten Demenzform zählt die Alzheimer Demenz (60-80 %), gefolgt von der vaskulären Demenz (10-25 %) und der Lewy-Körperchen-Demenz (7-25 %). Es gibt auch noch andere aber seltene Demenzformen die insgesamt ca. höchstens 10 % ausmachen (vgl. Alf et al. 2006, S. 222). Nun eine kurze Erklärung der einzelnen Demenzformen:

Die Ursachen der **Alzheimer Demenz** (auch Demenz vom Alzheimer-Typ, oder DAT genannt) sind noch nicht geklärt, es gibt aber viele verschiedene Theorien. Angenommen wird, dass genetische Faktoren, Störungen im Neurotransmitter-Stoffwechsel (Acetylcholin) und unter Mikroskop sichtbare Alzheimer-Fibrillen und Amyloid-Plaques im Gehirngewebe Alzheimer auslösen können (vgl. Frank 2004, S. 109). Dadurch, dass Nervenzellen verloren gehen, kommt es allmählich zu einer Schrumpfung des gesamten Gehirns. Mehrere Jahre reicht die Reservekapazität des Gehirns aus, um den fortschreitenden Nervenzellenuntergang auszugleichen und es entstehen keine Symptome. Wenn jedoch die Reserve verbraucht ist, treten die ersten klinischen Krankheitszeichen in Form von zunehmender Vergesslichkeit auf (vgl. Braas 2005, S. 1 f.). Es gibt 2 Formen: mit frühem Beginn (vor dem 65. Lebensjahr, auch die präsenile Form genannt) und mit spätem Beginn (die senile Form) (vgl. Frank 2004, S. 109).

Die Lewy-Körperchen- oder **Lewy-Body-Demenz** ist eine primär degenerative Demenz mit Merkmalen des Parkinson-Syndroms und evtl. der Alzheimer-Krankheit (vgl. Hildebrandt 1998, S. 920). Charakteristische Merkmale sind unter anderem kleinschrittiger Gang, vorn übergebeugte Körperhaltung, Antriebs- oder Initiativenmangel. Außerdem können starke Schwankungen der Gedächtnisleistungen und optische Halluzinationen auftreten (vgl. Ferner et al., S. 9).

Bei der **Morbus Pick** oder **frontotemporalen Demenz** sterben Nervenzellen im Stirn- und Schläfenbereich des Gehirns ab. Auffallend sind schon im frühen Krankheitsstadium Persönlichkeitsveränderung und Verhaltensstörungen. Merkmale sind unter anderem Taktlosigkeit, Distanzlosigkeit, Enthemmtheit, emotionale Verflachung, vernachlässigte Körperpflege und sozialer Rückzug (vgl. Ferner et al., S. 9).

Da sie häufig auftritt, sei noch ganz kurz die **vaskuläre Demenz** erwähnt, die zu den sekundären Demenzen zählt, da ihr organische Erkrankungen zugrunde liegen. Sie tritt aufgrund von Veränderungen der Hirngefäße auf. Durch die entstehende Minderdurchblutung kommt es zur Hirngewebsschädigung (Infarkt) und weiters zur **Multiinfarktdemenz** (vgl. Frank 2004, S. 109). Dadurch, dass das Gehirn nicht mehr richtig oder genügend mit Nährstoffen und Sauerstoff versorgt werden kann, kommt es zur schrittweisen Abnahme der Gedächtnisleistungen.

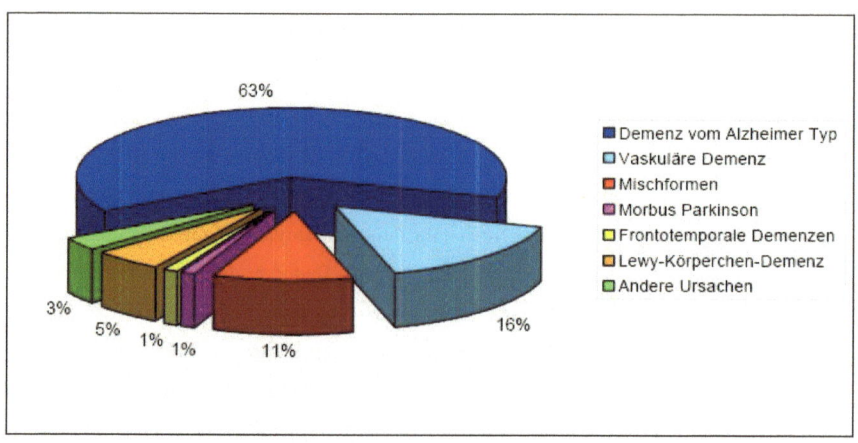

Abbildung 1: Verteilung der einzelnen Demenzformen

1.4 Verlauf der Demenz

In durchschnittlich 7 Jahren entwickelt sich aus einer leichten Demenz ein schweres Syndrom, das schließlich zum Tod führt (vgl. Kötzer 2005, S. 287). Die Demenz verläuft in drei verschiedenen Stadien, die nun kurz behandelt werden:

1.4.1 Leichte Demenz/frühes Stadium

Der Erkrankte merkt bereits, dass er verschiedene Arbeiten nicht mehr ohne weiteres durchführen kann. Er delegiert, sucht Ausreden und verleugnet oft seine Beeinträchtigungen. Die Angehörigen bemerken bereits, dass etwas nicht in Ordnung ist, da früher sehr kreative und handwerklich geschickte Menschen plötzlich wenig Interesse an Neuem haben oder vieles als lästige Arbeit ansehen. Es treten auch schon Probleme mit der Orientierung und dem Kurzzeitgedächtnis auf. Typische Sprachauffälligkeiten sind langsames Sprechen, Wortfindungsstörungen, Benennstörungen, den „roten Faden" verlieren, Vergessen des Dialogthemas, häufiges Wiederholen ganzer Satzphrasen, Störungen des Textverständnisses, „Konkretismus", d.h. alles wird wörtlich verstanden. Etwas später kommt es zur Reduktion komplexer sprachlicher Ausdrucksmittel und –verfahren (Gliederungssignale z.B. Stimme senken am Satzende), gestörtes Eingehen auf den Kommunikationspartner und Anpassung (grammatische Reduktionen) (vgl. Ramm-Fischer 2004, S. 2). Oft werden Stress oder Übermüdung als Ausreden verwendet, um vom wahren Problem abzulenken.

1.4.2 Mittelschwere Demenz/mittleres Stadium

Ein gewisses Maß an Aufsicht ist beim Erkrankten bereits notwendig. Es gehen schon einige Erinnerungen, die länger zurückliegen, verloren. Die Betroffenen benötigen bei alltäglichen Handlungen zunehmend Hilfe. Komplexere Aufgaben können nicht mehr gelöst werden. Neues kann nicht mehr erlernt werden (z.B. Handyumgang). Es kommt zu Sprachstörungen, die Kommunikation ist häufig nur mehr auf der Gefühlsebene möglich. Die Betroffenen reagieren auf diese Veränderungen häufig mit Apathie (Teilnahmslosigkeit/Gleichgültigkeit) oder motorischer Unruhe. Sie ziehen sich entweder zurück, um nicht mit der für sie unerklärlichen Realität konfrontiert zu werden, oder begeben sich auf die Suche nach Bekanntem (vgl. Kötzer 2005, S. 287). Typische Sprachauffälligkeiten sind die steigende Anzahl von Wiederholungen, Störungen im Hörverstehen, Wiederholung der letzten Äußerung des Gesprächspartners, Reduktion grammatischer Mittel auf das gerade notwendige Maß (vgl. Ramm-Fischer 2004, S. 2).

1.4.3 Schwere Demenz/spätes Stadium

In dieser Phase ist der Erkrankte in der Selbständigkeit schwer beeinträchtigt. Ab nun ist eine ständige Betreuung notwendig. Die Erkrankten können häufig nicht allein gelassen werden und sind nicht mehr in der Lage, auch einfache Handlungen selbständig auszuführen. Die nächsten Angehörigen werden nicht mehr erkannt. Die Fähigkeit zu sprechen und die Sprache zu verstehen geht verloren. Mit der Zeit verlieren die Betroffenen die Fähigkeit, zu gehen oder auch zu schlucken. Schließlich kommt es zu Inkontinenz, Bettlägerigkeit und letzten Endes zum Tod (vgl. Kötzer 2005, S. 287). Typische Sprachauffälligkeiten sind dramatische Einbrüche in Sprachproduktion, Verstummen, aber auch scheinbar korrekte Sprachproduktion, jedoch ohne Inhalt (vgl. Ramm-Fischer 2004, S. 2).

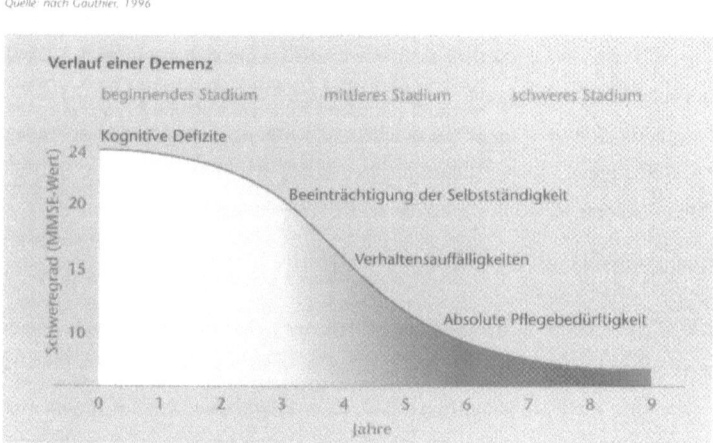

Abbildung 2: Verlauf einer Demenz

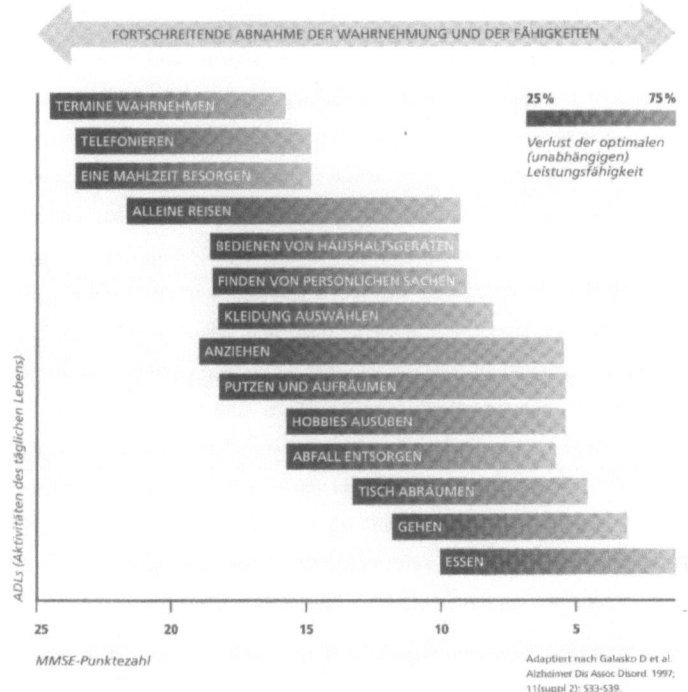

Abbildung 3: Abnahme der Wahrnehmung und Fähigkeiten

1.5   Therapie und Prognose

Eine kausale Therapie ist zurzeit nicht möglich. Es gibt bei der <u>DAT</u> eine symptomatische Behandlung, die sich durch drei Säulen stützen lässt. Eine **internistische Basistherapie** – darunter zählt unter anderem auch eine kritische Überprüfung aller eingenommenen Arzneimittel - **Antidementiva** und **Psychopharmaka**. Die Prognose der Erkrankung ist schlecht, da der Patient meist innerhalb weniger Jahren von der Pflege und Fürsorge anderer abhängig wird und nach weiteren ein bis drei Jahren verstirbt. Die Therapie der <u>vaskulären Demenz</u> ist der DAT ähnlich, nur hat die internistische Basistherapie eine größere Bedeutung, da wegen **zugrunde liegender Gefäßerkrankung** eine erneute Mangeldurchblutung des Gehirns mit Verschlechterung der Hirnleistung vermieden werden soll. Deshalb muss besonderes Augenmerk auf die **Behandlung von Herzrhythmusstörung** und arterieller Hypertonie gelegt werden. Die Prognose ist etwas besser, da sie nicht immer zwangsläufig weiter fortschreitet (vgl. Menche 2004, S. 1292 f.).

2 Verschiedene Eindrücke aus der Praxis

Geht man das erste Mal in ein Geriatriezentrum oder Pflegeheim, wird man regelrecht von unverständlichen Bildern erschlagen. Direkt beim Eingang starrt ein Herr den ganzen Tag mit offenem Mund an die Decke, sein Blick senkt sich nur kurz, wenn jemand vorbeigeht. Etwas weiter sitzt eine Frau, die monoton mit ihrer rechten Hand am Tisch in Kreisbewegungen umherwischt, mit der anderen Hand hält sie sich krampfhaft am Tisch fest. Setzt man sich neben eine andere Frau, nimmt sie von einem die Hand und, nachdem man sie dann sanft berührt, fängt sie an zu weinen - reden kann sie nicht mehr - sie starrt einen mit aufgerissenen Augen fragend an. Gegenüber sitzt eine Frau, die tagein und tagaus die gleichen Zeitungen mit großem Interesse liest, ab und zu fragt sie, wo ihre Schwester ist. Sagt man ihr, dass sie verstorben ist, bedankt sie sich und liest weiter. … Dies sind nur einige wenige erlebte Erfahrungen, die Liste ließe sich fast endlos fortsetzen. → Wie kann man die Betreuung oder die Pflege verbessern? → Vielleicht, wenn man versucht, sich in die jeweilige Person hineinzuversetzen – Warum ist die Frau/der Mann so, wie sie/er ist? Findet sie/er noch Freude am Leben? Was geht in dieser Person vor? Die Antworten sind zwar schwierig herauszufinden, aber versuchen wir, einen kleinen Einblick zu erlangen.

Interviews mit Demenzkranken sind sehr schwer zu führen, aber aus Beobachtungen wird das Verhalten mancher Menschen erklärbar.

3 Die vermutliche Situation des Erkrankten

Um den Erkrankten besser zu verstehen, wird im Folgenden darauf eingegangen, wie man sich die Welt des Erkrankten vorstellen könnte. Es hilft möglicherweise, etwas geduldiger und einfühlsamer zu sein und die Pflege darauf abzustimmen. – Alles, was der Demenzkranke tut, hat einen Auslöser und Sinn!

Die Erfahrung, an einer Alzheimer-Krankheit zu leiden, kann man vielleicht mit einer <u>langen Reise in ein fremdes Land</u> vergleichen. Die Leute versuchen, sich mit dem Reisenden zu unterhalten, aber die Sprache ist unverständlich. Das Bestellen im Restaurant erweist sich als schwierig. Wenn ein Reisender die Rechnung in einem Restaurant mit einer ungewohnten Währung bezahlt, befürchtet er vielleicht, zu wenig Wechselgeld zurückzubekommen, betrogen zu werden. Aufgaben, über die man zu Hause nicht nachdenkt, werden in einer fremden Umgebung zu großen Herausforderungen. Die Person mit der Alzheimer-Krankheit befindet sich ständig in einem fremden Land!

Häufige Gefühle, die entstehen, sind Verluste, Isolation und Einsamkeit, Traurigkeit, Verwirrung, Kummer und Sorgen, Frustration, Angst, Wut, Verlegenheit und vieles mehr (vgl. Bell 2004, S. 19). Trotzdem ist es oft sehr schwierig, verschiedene Verhaltensweisen zu akzeptieren. Eine weitere Schwierigkeit besteht auch noch darin, dass der Erkrankte zu unterschiedlichen Zeitpunkten auch anders reagiert. Es ist also nicht mehr leicht einzuschätzen, wie der Betreffende reagieren wird oder womit man ihm eine Freude machen kann. Warum ist das so?

Folgende Situation zeigt den Verlust, den ein Demenzkranker hinnehmen muss: *„Versuchen Sie sich einmal selbst vorzustellen, wie es wohl ist, die Alzheimer-Krankheit zu haben. Schreiben Sie auf zehn kleine Zettel Ihre Lieblingsbeschäftigungen. Wenn Sie fertig sind, suchen Sie sich eine Aktivität aus, denken Sie daran, wie viel Spaß sie Ihnen macht, und stellen Sie sich dann vor, sie aufzugeben. Nehmen Sie den Zettel mit der Aktivität, zerknüllen Sie ihn und werfen Sie ihn weg. Fahren Sie damit fort, bis Sie alle Zettel weggeworfen haben. Wie fühlen Sie sich jetzt? Wenn einer von uns Probleme mit dem Gedächtnis und dem Urteilsvermögen hätte, wenn einer von uns vor etwas Angst hätte, wenn einer von uns die meisten Lieblingsbeschäftigungen aufgeben müsste, wäre es vollkommen normal, niedergeschlagen oder ängstlich zu sein, Dinge zu verstecken oder nach jemandem zu schlagen, von dem wir denken, dass er uns verletzen will"* (Bell 2004, S. 28).

Folgende Aussage sollten Pflegepersonen bedenken: *„ Wir müssen daran denken, wie die Alzheimer-Krankheit erlebt wird und an die Auswirkung, die die Erfahrung auf den Betroffenen hat. Das ist der Ausgangspunkt, um zu lernen, wie man die Person mit der Alzheimer-Krankheit die qualitativ beste Pflege angedeihen lassen kann. Darüber hinaus müssen wir, da sich die Krankheit des Betroffenen nicht ändern wird, uns als Pflegende ändern"* (Bell 2004, S. 30).

Aus vielen Berichten erkennt man, dass die Demenzkranken sozusagen in der Vergangenheit leben, mit den Bildern einer bestimmten Lebensperiode und sich dementsprechend verhalten. Die Angehörigen oder die unmittelbare Umgebung empfindet es als unerträgliche Belastung, für den Betroffenen selbst ist es eher ein Geschenk. Er fühlt sich jung, gesund, leistungsfähig und brauchbar. In seiner Vorstellungswelt leben noch alle wichtigen Bezugspersonen, er ist berufstätig. Viele Kranke erkennen ihre eigenen Spiegelbilder nicht mehr, selbst Angehörige und Ehepartner werden nicht mehr erkannt, weil sie in dieser subjektiven Welt als zu alt empfunden werden. Auf alten Fotos werden dagegen dieselben Personen sofort erkannt und mit ihren Namen angesprochen, was gegen eine einfache Schädigung des Gesichtererkennens oder einen Verlust des Ich-Bewusstseins spricht. Alle Versuche, den Kranken aus seiner Welt in unsere Realität zu überführen, führen zu einer Verunsicherung des Betroffenen und zu aggressiven Reaktionen. Wenn man den Demenzkranken in seiner Vorstellung begleitet, gelingt es häufig wichtige Informationen über seine Wünsche, Ängste und Vorlieben zu gewinnen. Die Kranken fühlen sich verstanden, aufgewertet und geborgen. Sie leben dann weitgehend unauffällig und trotz der Schwere der Beeinträchtigung oft sehr glücklich (vgl. Wojnar 2007, S.67).

Verhalten verstehen – und damit umgehen

Wenn der Erkrankte im Verlauf der Krankheit starke Verhaltensauffälligkeiten zeigt, ist das nicht verwunderlich. Ein Alzheimer-Patient durchlebt eine völlige Persönlichkeitsveränderung, seine Entscheidungen und Handlungen sind logisch nicht nachvollziehbar. Einige Möglichkeiten sind, dass Auslöser für bestimmte Verhaltensmuster gesucht (Hunger, Durst, Langeweile, zu wenig Privatsphäre) und vermieden werden. Für unerwünschtes Verhalten sollte nie getadelt werden, dies löst Furcht und Verwirrung aus. Stattdessen ist es besser, gelassen zu bleiben. Der Erkrankte handelt außerdem nie „mit Absicht", der Grund ist immer die Krankheit! Eine „Lieblingsbeschäftigung" der Kranken ist das Verstecken, Vergessen oder Wegwerfen persönlicher Gegenstände. Deshalb sollten regelmäßig die bevorzugten Verstecke und Papierkörbe inspiziert werden. Fernsehen kann zu Verwirrung führen und sollte eingeschränkt werden. Außerdem sollte nicht alles, was der Erkrankte sagt, als Einbildung abgetan werden. Die Äußerungen sollen erst genommen werden (Lundbeck 2006, S. 20).

In dem Buch „Vertrautheit" wird von einer Studie zur Lebenswelt Demenzkranker berichtet, wo ähnliche Erfahrungen gezeigt werden. Es folgt eine kurze Zusammenfassung.

3.1 Studie zur Lebenswelt Demenzkranker

Die Forscherin Corry M. Bosch berichtet, dass Studenten meist versuchen, die Wirklichkeit aus ihrer eigenen Erfahrung heraus zu interpretieren, aber häufig wegen ihrer geringen Lebenserfahrung, aufgrund ihres Alters, die Lebenswelt älterer, kranker Menschen nicht nachvollziehen können. Wenn junge Menschen ein Heim betreten, stört sie oft der Anblick älterer Menschen, die nur herumsitzen. → Wenn man jung ist, möchte man etwas erleben, etwas tun, sonst langweilt man sich. Für alte, kranke Menschen ist es oft schon genug, nur da zu sein. Man muss ausprobieren, wie die Älteren auf Aktivitäten reagieren, nicht einfach Aktivitäten verordnen! (vgl. Bosch 1998, S. XV). – Zur Überlegung – wie sieht es in der privaten Betreuung aus? – Wie viel unternehmen alte, kranke Menschen? – Sie sind oft froh, dass jemand da ist, dass sie nicht alleine sind, oder dass sie reden können, wenn ihnen was am Herzen liegt. Sie beobachten, sehen aus dem Fenster und wirken zufrieden. Wenn sie sprechen können, bestätigen sie es auch.

Wie zu Beginn von Corry M. Bosch gezeigt, urteilt der Mensch oft sehr schnell über andere, ohne versucht zu haben, die Situation des anderen zu begreifen, soweit natürlich möglich. Es ist wichtig, das Wahrnehmen und Urteilen zu differenzieren. Wichtig ist das Hinhören, das Hinschauen nach den Reaktionen und auch nach der eigenen Reaktion – wobei fühlen sich die Menschen wohl, was tut ihnen gut? Eine Beobachtung macht dies deutlich: Auf einer Abteilung lebte eine meist recht aufgeweckte Frau. Eines Tages war sie sichtlich böse und zupfte immer an ihren Haaren. – Was war passiert? Ein Besuch? Eine Untersuchung? – Sie hatte einen Termin beim Friseur und dieser verpasste ihr das „Hausmodell" – eine Kurzhaarfrisur. In der Biografiearbeit fand man heraus, dass diese Frau das ganze Leben lang die Haare über die Ohren gekämmt hatte, wegen ihrer abstehenden Ohren. Jetzt fühlte sie sich sichtlich unwohl (vgl. Bosch 1998, S. XVII). Durch Biografiearbeit können verschiedene Reaktionen erst verstanden werden, deshalb ist es wichtig, sich Zeit für das Nachforschen einzuteilen.

„Wenn die pflegekundige Sorge sinnvoll sein soll, muss sie sich nach den Bedürfnissen des Hilfesuchenden richten" (Bosch 1998, S. XXIX, zit. nach Bosch, 1984).

Folgendes Zitat passt hier sehr gut: *„Jede menschliche Situation kann von außen betrachtet werden – so, wie andere sie empfinden – und von innen heraus, so wie das Individuum, das sie durchlebt, sie empfindet"* (Bosch 1998, S. 1, zit. nach Simone de Beauvoir).

Sehen wir uns dazu als Nächstes folgende Situation an: Herr X spricht viel von früher. In den Gesprächen versucht der Gesprächspartner Herrn X in die „Realität" zurückzuholen (vgl. Bosch 1998, S. 3). Die Wirklichkeit oder die Realität ist für jeden anders! Was interessiert einen jungen Menschen, was macht er in der Freizeit? Was interessiert aber im Gegenzug einen alten Menschen, was macht er? Was interessiert einen kranken Menschen, was möchte und kann er noch machen?

Wie sieht für einen Demenzkranken die heutige Realität aus? Der geistige Abbau geht schleichend voran, überspitzt gesagt kann er heute weniger als gestern, morgen weniger als heute... In welche Realität sollte er dann gebracht werden?

In dieser Studie werden zunächst Bewohnerinnen beobachtet.

3.1.1 Die Situation der Frauen im Pflegeheim

Einige Frauen erleben die Station ab und zu als ihr eigenes Zuhause. Für andere Bewohnerinnen bietet die Umgebung scheinbar kein Gefühl der Vertrautheit, sie sehnen sich nach ihrem vertrauten „Zuhause", was in ihrem Verhalten und in ihren Emotionen erkennbar wird. Die Frauen sind auf der Suche nach dem Ausgang, sie sind auf dem Weg nach Hause und bitten jeden, dem sie begegnen, um Hilfe. Viele der Frauen halten ihre Handtasche auf dem Schoß fest umklammert, jederzeit bereit zum Gehen. Kummer äußert sich in Form von Weinen, die Frauen sagen aber auch, dass sie traurig sind. Häufig sind sie traurig, weil sie nicht nach Hause dürfen/können. Der Ärger äußert sich in Konfrontationen mit den Pflegenden. Wie sieht die Reaktion der Pflegepersonen aus? Die Pflegenden suchen nach einer Lösung und probieren aus, wie sie mit den Bewohnerinnen umgehen sollen, wie sie ihnen helfen können, sich zu Hause zu fühlen. Sie versuchen den Kummer durch Konfrontation, Verhaltensbeeinflussung oder Medikamente zu verändern und sie erstellen Pflegepläne, nach denen vorgegangen werden soll.

Wie reagierte Corry M. Bosch auf diese Reaktionen? Sie kam zu dem Schluss, dass es wichtig sei, sich mit dem „Zuhause" zu beschäftigen. Folgendes Beispiel zeigt deutlich die Rolle beziehungsweise die Stellung der Frau in der Gesellschaft: „Ich muss nach Hause, sie warten." Diese Frau kümmerte sich sehr lange um ihre Familie, sie ist in ihrem eigenen Ich heimatlos gefangen und verwirrt in ihren Gedanken, nicht mehr in der Lage, sich an das erwünschte Muster anzupassen, sie will so dringend zu ihrem Sohn, der auf sie wartet.

Die alten Frauen hatten traditionell ihren Platz zu Hause, sie sorgten für andere, ihr Leben war es, zu Hause zu sein für andere. Und nun, alt, vergesslich, verwirrt ist sie nicht mehr in der Lage zu Hause zu leben, für sich selbst zu sorgen, auch ihre Familie kann nicht mehr für sie sorgen - sie wird in eine gerontopsychiatrische Einrichtung eingewiesen. Was in ihrem ganzen Leben aber so ausschlaggebend war: zu Hause zu sein, das beschäftigt sie nun auch jetzt (vgl. Bosch 1998, S. 51 ff.).

Diese Situation ist bestimmt nicht leicht. Wie sollte man jetzt als Pflegeperson reagieren? Es gibt natürlich kein Patentrezept, es muss individuell ausprobiert werden.

Corry M. Bosch beobachtete aber natürlich auch die Reaktionen der Pflegepersonen. Es wurde nach Möglichkeiten gesucht, die Bewohnerinnen zu unterstützen und ein Vertrautheitsgefühl zu vermitteln, zum Beispiel durch Musik, Hausarbeit und Gerüche. Außerdem wurde versucht, die Aufmerksamkeit auf etwas anderes zu lenken, wenn die

Bewohnerinnen sehr traurig waren. Bei einer Begebenheit sagte eine Bewohnerin, dass sie nach Hause müsse, da ihre Kinder auf sie warten. Die Pflegeperson entgegnete, dass die Kinder wissen, dass sie hier ist und dass sie es gut finden, dass für sie gut gesorgt wird. Die Bewohnerin war nun beruhigt, dass die Familie Bescheid weiß. An einem anderen Tag war dieselbe Situation. Die Pflegeperson reagierte genauso und die Bewohnerin wurde sehr böse und wollte sich nicht davon abbringen lassen, nach Hause zu wollen.

Weitere Beobachtungen ergaben, wenn die Pflegeperson „ehrlich" sagte, dass die Bewohnerin nicht nach Hause könne, das Gefühl des „nach Hause wollens" bestehen blieb oder sich sogar verstärkte. Meistens schien das „darauf eingehen" oder „ablenken" zu positiveren Ergebnissen zu führen, oft aber auch nur für kurze Zeit (vgl. Bosch 1998, S. 66 ff.). Im nun Folgenden wird die Situation der Männer beleuchtet.

3.1.2 Die Situation der Männer im Pflegeheim

Mit diesen Fragen beschäftigte sich Corry M. Bosch: Was steht im Wirklichkeitserleben demenzkranker Männer im Mittelpunkt? Wenn die soziale Biografie das Wirklichkeitserleben beeinflusst, dann stehen im Wirklichkeitserleben demenzkranker Männer andere Aspekte im Mittelpunkt als bei demenzkranken Frauen. Die Studie zeigt, dass die Männer mit ihrer früheren Arbeit beschäftigt sind – war der nun Demenzkranke früher Bauer, betrachtet er zum Beispiel die Station als Bauernhof. Die Polster sind das Heu, und er legt die Polster auf den Flur, genau wie im Stall - im Abstand von eineinhalb Metern. Ein anderer Mann arbeitete in der Fabrik, er redet über die Arbeit und denkt, dass die Station die Fabrik ist und dass er sich um alles kümmern muss. Ein Mann war Schulleiter. Wenn er den Aufenthaltsraum betritt klatscht er in die Hände und begrüßt die Anwesenden mit den Worten „Damen und Herren, einen Moment Ruhe bitte! Wir eröffnen die Versammlung mit einem christlichen Gruß". Männer beschäftigen sich verbal weniger mit dem Thema „Zuhause" als Frauen. Wenn sich Männer mit der früheren Zeit beschäftigen, geht es um ihre Arbeit und ihre Erfahrungen im Vereinsleben. Es scheint, als ob sich die meisten Männer nach einer kurzen Eingewöhnungsphase im Pflegeheim mehr zu Hause fühlen als Frauen. Jedoch verspüren einige Männer den Drang, zur Arbeit gehen zu müssen und können panisch oder böse werden, wenn sie nicht weg dürfen (vgl. Bosch 1998, S. 75 ff.).

Was das Vertrauen mit dem Wohlfühlen zu tun hat, wird im nächsten Unterkapitel beleuchtet.

3.1.3 Vertrauen

Vertrauen fängt schon als Säugling an. Man lernt aus Erfahrungen, wem man vertrauen kann und wem nicht. Geht zum Beispiel die Mutter für längere Zeit aus dem Zimmer und das Kind bekommt Angst und schreit, merkt aber, dass die Mutter zurückkommt, wird es bald darauf vertrauen, dass die Mutter sich um es sorgt. Durch Alter und Erfahrung lernt man ständig dazu, was es bedeutet, jemandem zu vertrauen. Vertrauen setzt aber auch Orientierung voraus. Dazu verknüpft man oft verschiedene Eindrücke, Situationen und Erlebnisse.

Da bei Demenzkranken zunehmend die Orientierung verloren geht, wird es für den Betroffenen schwieriger, sich in der Umgebung zurechtzufinden und sich vertraut zu fühlen. Personen werden im Verlauf der Erkrankung auch nicht mehr erkannt, dadurch geht das Vertrautheitsgefühl, dass man sonst aus der Familie kennt, plötzlich verloren, und die Erkrankten sind ständig auf der Suche nach ihrer Familie, nach der gewohnten Umgebung. Deshalb ist es nur allzu verständlich, warum sich der Mensch in die Zeit „zurückversetzt", wo er noch produktiv war, noch Arbeiten verrichten konnte, wo die Familie noch im Mittelpunkt des Lebens stand und man sich selbst auch verstanden fühlte.

Aus der Studie von Corry M. Bosch geht hervor, dass es für demenzkranke Hausfrauen schwierig ist, ein neues Vertrautheitsgefühl zu schaffen, da sie die alte, vertraute Situation ihrer Familien vermissen und herbeisehnen. Männer haben sich meist nicht zu sehr auf die Familie konzentriert, bei ihnen stand die Arbeit im Vordergrund. Hier war die Schwierigkeit, dass sie nicht begriffen, warum sie nicht zur Arbeit oder zum Verein dürfen.

Vertrautheit kann in der professionellen Pflege trotzdem geschaffen werden, ist aber vom Charakter und der Persönlichkeit der Pflegeperson abhängig. Notwendig dazu ist, dass mit dem Suchen, Abtasten und Ausprobieren nicht aufgehört wird und der Lebenslauf des Patienten berücksichtigt wird. Außerdem ist Aufmerksamkeit, intensive Schulung aber auch die Unterstützung durch die Angehörigen sehr wichtig (vgl. Bosch 1998, S. 120 ff.).

Der nun folgende Brief soll etwas zum Nachdenken veranlassen:

3.2 Ein Brief einer demenzkranken Frau

Betitelt ist dieser Brief mit dem Thema „Eine grantige alte Frau". Was sieht die Schwester, wenn sie diese Frau ansieht? Eine unwirsche alte Frau mit abwesendem Blick, nicht mehr ganz zurechnungsfähig. Eine, die sich nicht zu benehmen weiß, nicht antwortet, die nicht zu beachten scheint, was für sie gemacht wird – diese demenzkranke Frau schrieb:

„Ich bin ein Kind von 10 mit einem Vater und einer Mutter und Brüdern und Schwestern, die einander lieben. Ein junges Mädchen mit 16 Flügeln an den Füßen, die davon träumt, bald ihre wahre Liebe zu treffen. Eine Braut von 20, mein Herz springt vor Freude, wenn ich an die Gelübde denke, die ich zu halten versprach. Mit 25 habe ich dann eigene Kinder, für die ich ein sicheres, glückliches Heim baue. Eine Frau von 30, meine Kinder wachsen schnell, miteinander durch treue Bande verbunden. Und 40 bin ich, meine Söhne sind weg, aber an meiner Seite steht mein Mann und unterstützt mich. Mit 50 habe ich wieder spielende Kinder um mich. Wir haben jetzt Enkel, mein Liebster und ich. Dann kommen dunkle Tage, mein Mann stirbt, ich schaue mit Angst in die Zukunft, denn meine Kinder sind dabei, ihr eigenes Heim zu bauen. Ich denke an die Jahre und die Liebe, die ich erfahren habe. Ich bin jetzt eine alte Frau. Die Natur ist grausam. Sie hat sich ausgedacht, Alte wie Narren erscheinen zu lassen. Der Körper zerfällt. Anmut und Stärke schwinden. Wo einst mein Herz war, ist jetzt ein Stein. Aber in diesem alten Gerüst wohnt noch ein junges Mädchen, und hin und wieder schwillt mein geschundenes Herz. Ich denke an die Freude zurück und den Schmerz, und ich liebe und lebe das Leben noch mal und erinnere die Jahre, viel zu wenig und zu schnell vergangen und nehme die bittere Tatsache an, dass nichts bleibt" (Flatz 2004, S. 14 f.).

Dieser Brief spricht für sich und benötigt keine weitere Erklärung! Für die Pflege demenzkranker Menschen zeigt er sehr eindringlich, dass es wichtig ist, hinter die Fassade zu blicken. Der nach außen raue, grantige Mensch ist innen sehr verletzlich, hat seine Vorstellungen, Sehnsüchte und Wünsche. Jeder Mensch hat das Recht, respektiert und gewürdigt zu werden!

Aus der vorher eingegangenen Studie und dem Brief wird klar, dass es wichtig ist, sich mit dem Lebenslauf oder der Biografie eines Menschen auseinanderzusetzen. Man versteht dann besser die Reaktion und das Verhalten und weiß auch die Interessen des Betreffenden. Was ist aber eigentlich eine Biografie? – Hier die Erklärung:

4 Biografie

Biografie heißt Lebensbeschreibung oder Lebensgeschichte. Sie zeigt den individuellen Reifungsprozess eines Menschen, der von verschiedenen Einflüssen wie z.b. Familie, Beruf und soziales Umfeld geprägt wird. Bei einer Pflege und Betreuung des alten Menschen nach dem biografischen Ansatz werden die individuellen Lebenserfahrungen und Potentiale des Pflegebedürftigen berücksichtigt. Voraussetzungen sind Grundkenntnisse über den Lebensverlauf und die Lebenseinstellung sowie historische Kenntnisse aus der Generation des Pflegebedürftigen. Ziel der Biografiearbeit ist die Unterstützung bei der Sinnfindung, Selbsterkenntnis und Suche nach neuen Lebenszielen nach der Beendigung eines Lebensabschnittes, weiters die Überwindung von Einsamkeits- und Minderwertigkeits-gefühlen und die Förderung von Interessen. Dazu sind Einzelgespräche mit Einbeziehung von Angehörigen und Freunden nötig. Da das Erleben und Verhalten verwirrter Menschen stark variiert, können durch die Biografie schon früher eingesetzte Bewältigungsstrategien genutzt werden (vgl. Menche 2004, S. 438, 1292). Durch Biografiearbeit versucht man zu erfahren, welche Bedeutung verschiedene Verhaltensweisen/Reaktionen haben. Je besser wir die Biografie eines Menschen kennen, umso besser werden wir ihn verstehen und Situationen meiden können, in denen sich der Betroffene nicht wohl fühlt.

In dem Buch „Demenzgerechte Pflege" wird gezeigt, dass die Biografie ein lebenslanger Prozess ist, der sowohl bewusst als auch unbewusst abläuft. Es handelt sich hierbei um die Deutung und Umdeutung der Vergangenheit, nicht der Realität! Negative Erlebnisse werden bei jedem Menschen nach einiger Zeit und durch Distanz relativiert und positiver betrachtet. Die guten Erfahrungen werden oft verstärkt. Dies kann zu einer Verhaltensänderung und nach einer unruhigen Zeit auch zum inneren Frieden beitragen. Biografiearbeit heißt aber nicht, das Privatleben auszuleuchten, sondern gesellschaftliche Strukturen des Einzelnen offen zu legen. Es muss dabei die Würde des Menschen bewahrt werden. Es soll eine biographische Selbstreflexion sein, aber es muss darauf geachtet werden, dass nicht zu viel nachgegrübelt wird (vgl. Flatz 2004, S. 30). *„Die Gefahr ist riesengroß, dass alte verwirrte Menschen aufgrund ihrer Erkrankung hilflos wie kleine Kinder, wie unmündige, unerfahrene Kinder behandelt werden. Der Demenzkranke ist nicht nur das Häufchen Elend, als das er jetzt vor uns steht, sitzt oder liegt. Jeder Mensch hat eine individuelle Lebensgeschichte, die niemals einer anderen gleichen kann. Die Höhen und Tiefen eines langen Lebens haben den Kranken geprägt und bestimmen jetzt sein Verhalten, seine Gewohnheiten, Vorlieben und Empfindlichkeiten." „Die Biografie ist oftmals der Schlüssel zu noch vorhandenen*

Fähigkeiten, die es bewusst zu fördern gilt, um sie noch möglichst lange zu erhalten" (Flatz 2004, S. 31). Für die professionelle Pflege ist es sehr wichtig, über den Charakter und die Lebenserfahrungen Bescheid zu wissen, weil die Erfahrungen, wie schon erwähnt, sehr prägend für das Verhalten im Alter oder auch in der Krankheit sind. Man wird dann Äußerungen von den Patienten nicht überbewerten oder mit Verletzungen besser umgehen können. Um eine brauchbare Biografie erarbeiten zu können, sind häufige Gespräche mit Angehörigen nötig. Jetzt kommen wir gleich noch zu einem weiteren wichtigen Thema, nämlich der Kommunikation.

5 Die Verständigung, die Sprache

Folgende Überlegung zu Beginn: ... Wie viel Zeit vergeht an einem Tag, ohne ein gesprochenes Wort? ... Die meisten Menschen kommunizieren und diskutieren sehr gerne miteinander und es ist fast unvorstellbar, seine Meinung anderen Menschen nicht kund zu tun. Die Verständigung wird aber leider im Lauf der Erkrankung ein zunehmendes Problem. Oft versteht man nicht, was der Betroffene sagen möchte. Man merkt, dass sich der Erkrankte wirklich anstrengt, eine Frage zu formulieren, sein Gegenüber versteht aber absolut nicht, was dieser meint. Andererseits versteht auch der Erkrankte zunehmend immer weniger, und es starrt einen ein fragendes Gesicht an – als ob man eine andere Sprache sprechen würde. Es kann und wird für beide zermürbend sein. Wie können sprachliche Hürden erleichtert werden? Zunächst einmal:

Generell dient die Sprache zur Vermittlung von Informationen. Bei einer zunehmenden Demenz erfüllt sie aber auch weitere wichtige Aufgaben. Das Gespräch gehört zu wichtigen Ritualen. Die Sprache kann als Symbol der Wichtigkeit einer Person ausgedrückt werden. Sprache ist weiters Musik. Im Sprechrhythmus, in der Sprachmelodie und im Sprachaufbau sind gewisse Schlüsselreize enthalten. Darüber hinaus vermitteln die "nichtinformativen" Elemente der Sprache wichtige Informationen über die emotionale Haltung des Gesprächspartners (vgl. Wojnar 2007, S. 88 ff.).

5.1 Sprachstörungen und ihre Folgen

Ein Demenzkranker leidet unter zunehmenden Wortfindungsstörungen und versteht die Bedeutung einzelner Begriffe nicht mehr. Durch Störungen des Arbeitsgedächtnisses reagiert der Kranke überwiegend auf die zuletzt gesagten Worte und vergisst den Anfang des Satzes. Verständnisfragen, Korrekturen oder desinteressiertes Abwenden empfinden die Betroffenen als Kränkung oder einen Hinweis auf ihre Defizite und reagieren aggressiv. Die Kranken, die sich nicht richtig ausdrücken können, neigen zu verbaler Aggressivität und aggressiven Handlungen gegenüber Gegenständen, was als Zeichen einer Frustration oder Verzweiflung am eigenen Unvermögen interpretiert werden kann. Bei einem gestörten Sprachverständnis kommt es dagegen eher zu tätlichen Angriffen gegen die Gesprächspartner, wahrscheinlich als Ausdruck einer Fehlinterpretation des Inhaltes des Gesagten oder der Absichten des anderen. (vgl. Wojnar 2007, S. 88 ff.).

„Bemühen Sie sich um eine positive Einstellung. Setzen Sie sich dem Patienten gegenüber und ermuntern Sie ihn, zu sprechen. Achten Sie auf die Gefühle, die der Patient ausdrückt. Lenken Sie keine unnötige Aufmerksamkeit auf Fehler. Geben Sie Hilfestellungen. Passen Sie Ihren Sprachstil und Ihre Stimme an. Stellen Sie sicher, dass die Verständigung nicht durch körperliche Probleme eingeschränkt wird" (Braas 2005, S. 14).

Kann sich der Erkrankte nicht mehr ausdrücken, muss die nonverbale Verständigung genutzt werden. Dazu zählen der Tonfall, die Tonhöhe der Stimme, der Augenkontakt, der Gesichtsausdruck, die Körperhaltung, die Gesten und auch der Körperkontakt. Vielleicht versteht der Erkrankte auch noch eine geschriebene Mitteilung, obwohl er selbst gar nicht mehr schreiben kann. Viele Patienten verstehen Bilder und Symbole, obwohl diese auch individuell an den Patienten angepasst werden müssen, da diese für verschiedene Patienten unterschiedlich verständlich sein können (vgl. Braas 2005, S. 15 f.). Also es muss individuell ausprobiert werden, welche Verständigungsart möglich ist und noch verstanden wird.

Es sollten einfache Worte und Sätze verwendet werden und nicht zu viele Informationen auf einmal. Außerdem sollte aufmerksam zugehört, Augenkontakt gehalten und eine positive Körpersprache verwendet werden. Es sollte auch darauf geachtet werden, dass keine Hintergrundgeräusche stören, wie z.B. Radio, Fernseher. Eine positive, humorvolle Grundhaltung hilft, Spannungen und Hemmungen abzubauen. Eventuell soll mittels Fotoalben das Langzeitgedächtnis angesprochen werden. Falls der Erkrankte auf eine Bitte oder Frage nicht reagiert, sollte man versuchen zu zeigen, was man von ihm erwartet.

Respektvoller Umgang ist wichtig, um das Selbstwertgefühl des Erkrankten nicht zu verletzen. Dazu sollte man sich immer wieder in dessen Lage versetzen. Ein gefühlvolles Miteinander ist eine gute Grundlage der Kommunikation, der Patient ist immer in der Lage, auf Emotionen zu reagieren. Man sollte auch nie das Gespräch abbrechen, auch wenn man keine Antwort erhält (vgl. Lundbeck 2006, S. 13).

5.2 Die Kunst des Kommunizierens

Sie liegt darin, sich in die Stimmungslage des Kranken zu versetzen, seine Situation zu erfassen und von sich aus passende Themen anzusprechen. Ein Gespräch mit dem Demenzkranken wird nur dann für beide Seiten informativ. Der Kranke wird sich verstanden fühlen, fasst Vertrauen und kann in einer entspannten Atmosphäre nicht selten mit sehr zutreffenden Bemerkungen oder wichtigen Informationen überraschen. Sind Entscheidungen gefordert, sollen die Alternativen nicht ausschließlich sprachlich angeboten werden, sondern soweit wie möglich in Form von optischen Reizen. So sollte der Kranke nicht einfach gefragt werden, ob er Brot, mit Marmelade oder Käse und so weiter essen möchte, sondern alle diese Speisen sollen ihm zur Auswahl gezeigt werden.

Mit Hilfe der Sprache wird nur ein Bruchteil (nach einigen Schätzungen etwa 5%) der gesamten Menge der Alltagsinformationen übermittelt. Wichtiger scheint die weitgehend unbewusste Körpersprache zu sein. Gesten sind überwiegend angeboren und werden intuitiv richtig interpretiert. Ausgebreitete Arme, das Berühren und Kraulen, Demutsgesten oder Handauflegen sind weitere Beispiele von Reflexhandlungen, die keiner Deutung bedürfen. Das Lächeln spielt für den Gruppenzusammenhalt eine besondere Rolle. Es hat eine beschwichtigende Funktion, es entwaffnet. Das echte Lächeln und Lachen gehören neben der Musik und dem Gesang zu den wichtigsten Therapeutika im Umgang mit den Demenzkranken. Sie erzeugen das Gefühl der Geborgenheit und der Sicherheit (vgl. Wojnar 2007, S. 88 ff.).

5.3 Kommunikationstipps im Umgang mit dem Erkrankten

Gerade im Umgang mit Demenzkranken kann man nicht wirklich nach einem gewissen Schema vorgehen (es kommt auf die Tagesverfassung und den Zustand des Erkrankten an). Man sollte immer wieder seine Einstellung bzw. Handlungen überprüfen und auch nötigenfalls korrigieren. Gerade die Pflege von Demenzkranken erfordert viel Fingerspitzengefühl und Individualität. Aber es ist natürlich auch unrealistisch von sich zu verlangen, dass man immer richtig reagiert und richtige Entscheidungen trifft - es ist ein ständiger Lernprozess. An dieser Stelle muss aber gesagt werden, dass es faszinierend und sehr beeindruckend ist, wie viele Broschüren und Bücher es mittlerweile es zum Thema Demenz gibt. Es erleichtert wesentlich das Arbeiten aber auch das Verstehen der Situation der an Demenz erkrankten Menschen. Hier jetzt einige Ratschläge:

Man sollte versuchen eine positive Einstellung zu bewahren und den Patienten zu beruhigen. Den Patienten nicht zu korrigieren, wenn er falsche Wörter verwendet, da man ihn sonst vor den Kopf stößt. Erinnerungshilfen und Notizen sind gut zur Orientierung: zum Beispiel ein Tagebuch, eine Notiztafel, Schilder an der Tür, ein Kalender, Uhren mit einem klaren Zifferblatt, Fotos usw. Eine gleichbleibende Umgebung mit strukturiertem Tagesablauf ist ebenfalls sehr wichtig (vgl. Braas 2005, S. 13).

„Demente Menschen reagieren am besten auf eine ruhige Atmosphäre, in der ein freundlicher Umgang herrscht und in dem wenig Unvorhergesehenes passiert. Ein klar strukturierter, möglichst auf die individuellen Bedürfnisse des Pflegebedürftigen abgestimmter Tagesablauf ist unbedingt notwendig. Die Pflegenden versuchen verbliebene Hirnleistungen durch Gedächtnistraining, Konzentrationstraining und Gespräche über das Tagesgeschehen zu fördern und sorgen für Beschäftigung des Pflegebedürftigen" (Baumgartner 2003, S. 514).

5.3.1 Die Erinnerung statt die Gegenwart im Blick haben

Viele Demenzkranke erinnern sich sehr gerne an die Kindheit und erzählen dann dieselbe Geschichte immer wieder, dabei ist immer wieder erstaunlich, wie klar und deutlich die Erinnerungen sein können.

5.3.2 Der Leistungsmaßstab darf sich nicht an „Gesunden" messen

„Lieber nachgeben als Recht behalten". Auseinandersetzungen werden aus dem Weg gegangen, d.h. der an Demenz erkrankte Mensch wird so angenommen wie er ist, und es wird akzeptiert, was er wirklich leisten kann. Zum Beispiel sind Diskussionen, die sich an die Einsicht wenden, überflüssig und ergebnislos. Der Kranke kann nicht verstehen und einsehen, was man von ihm will, er kann nicht mehr überlegt reagieren und einsichtig handeln, seine Entscheidungsspielräume sind eingeengt. Er hat nur noch die Möglichkeit, zwischen unangenehm und angenehm zu unterscheiden.

5.3.3 Die Vergangenheit als Überbrückung in die Gegenwart verwenden

Viele Demenzkranke kann man durch eine geschickte Überleitung im Gespräch aus der Erinnerung wieder in die Gegenwart holen, je nach Stadium der Erkrankung, z.b. wenn von einer Feier in der Vergangenheit gesprochen wird, kann zu dem gerade anstehenden Frühstück ein Übergang hergestellt werden.

5.3.4 Anstelle von kritisieren, den Kranken loben

Jeder Mensch freut sich, wenn er gelobt wird, wenn er und seine Arbeit anerkannt werden. Der Erkrankte braucht die Anerkennung für sein angeschlagenes Selbstwertgefühl, denn so hat er mehr Kraft seine Situation zu bewältigen. Kritik bedeutet, dass der Kranke nach Maßstäben beurteilt wird, die er nicht mehr nachvollziehen und nicht mehr in Handeln umsetzen kann, die ihn aber enorm belasten.

5.3.5 Zuhören und verschlüsselte Botschaften erkennen

Der Wortschatz ist beim an Demenz Erkrankten verkleinert, außerdem ist die Hirnleistung eingeschränkt. Dies erfordert von den Pflegenden genau hin- und zuzuhören und bei dem Gesagten den wirklichen Sinn zu erforschen. Das Reden über die Vergangenheit ist meist der Versuch des Erkrankten, sich in der noch heilen Vergangenheit zu orientieren (vgl. Baumgartner 2003, Tabelle 12.8., S. 515).

Weiters gute Tipps: *„Sprechen Sie den Betroffenen direkt und mit Namen an. Sprechen Sie langsam, deutlich und in kurzen Sätzen. Vermeiden Sie Sprichwörter, Ironie oder übertragene Bedeutungen, denn diese kann der Demenzkranke nicht mehr verstehen. Stellen Sie Blickkontakt her und bemühen Sie sich freundlich zu sein. Lassen Sie den Kranken Zeit, zu reagieren, hier geht es um Minuten, nicht Sekunden. Wiederholen Sie gegebenenfalls wichtige Informationen. Vermeiden Sie Fragen, die der Betroffene wahrscheinlich nicht beantworten kann"* (Merz, S. 18).

Trotz bestem Bemühen ist ein an Demenz Erkrankter oft aggressiv – warum das so ist, wird nachfolgend beleuchtet.

5.4 Aggressives Verhalten

Aggressives Verhalten wird durch die Krankheit verursacht und nicht durch den Patienten selbst. Meist wird Aggressivität durch Angst ausgelöst – eine natürliche Abwehrreaktion auf eine fälschlicherweise wahrgenommene Gefahr. Nicht immer ist es möglich, Aggression zu verhindern, aber man kann auf die eigene Sicherheit achten. Man soll versuchen, gelassen zu bleiben und den Erkrankten zu beruhigen. Hilfreich kann auch sein, zu versuchen, den Erkrankten abzulenken. Wichtig ist eine Konfrontation, aber auch das Festhalten des Erkrankten zu vermeiden (vgl. Braas 2005, S. 35).

Außerdem kann Aggression auch ein Zeichen von Überforderung und Hilflosigkeit sein. Dabei reagieren sie meist verbal, selten auch körperlich. Nochmals: Das aggressive Verhalten ist durch die Krankheit verursacht und nicht durch den Betroffenen selbst! → Tipps sind: zu versuchen, den Auslöser der Aggression festzustellen und zu vermeiden. Bei aggressivem Verhalten ruhig und gelassen bleiben und den Betroffenen beruhigen. Sanftes Berühren kann auch zur Entspannung der Situation führen. Streit sollte vermieden werden (vgl. Baumgartner 2003, S. 523 f.).

5.5 Wutausbrüche

Wut ist vielleicht für den Demenzkranken die einzige Möglichkeit, etwas zum Ausdruck zu bringen. Er kann aber auch wütend sein, weil er jemand anders bei Tätigkeiten, die er früher alleine erledigen konnte, um Hilfe bitten muss. Die Häufigkeit von Wutausbrüchen könnte durch Gelassenheit verringert werden. Außerdem sollten keine Vorwürfe gemacht werden – der Patient wird den Vorfall wahrscheinlich rasch vergessen. Wie kann man aber Wutausbrüchen vorbeugen? Überlegt werden muss, was die wütende Reaktion ausgelöst hat, um diese Situation künftig zu vermeiden. Es soll versucht werden, die Angelegenheit nicht zu ernst zu nehmen. Selbst sollte man auch auf den Tonfall achten, dass man den Erkrankten nicht bevormundet oder zu herrisch klingt (vgl. Braas 2005, S. 37 f.).

5.6 Furcht und Beschuldigungen

Furcht kann auch zunehmen. Wie soll man damit umgehen? Ein Versuch wäre, den Patienten zu beruhigen und Körperkontakt zu halten. Weiters soll man auf die Gefühle des Patienten reagieren, die dieser zum Ausdruck bringt. Wenn möglich soll man den Patienten ablenken oder den Auslöser der Aufregung beseitigen. Wenn es ein ausgeprägtes Problem ist, sollte man einen Arzt aufsuchen. Präventiv kann man versuchen, für eine gleich bleibende Umgebung zu sorgen und an Routinen festzuhalten. Man sollte sich um eine entspannte Atmosphäre im Haus bemühen (vgl. Braas 2005, S. 39).

Wie soll auf Beschuldigungen wie z.B. Diebstahl reagiert werden? – Dazu eine kleine Geschichte: Herr K. sucht vergebens seine Brille und wirft schließlich seiner Frau vor, seine Brille gestohlen und weggeworfen zu haben. Er kann sich nicht mehr erinnern, wohin er seine Brille gelegt hat. Er hat auch völlig vergessen, was vor 5 Minuten geschehen ist. Er hat Wahrnehmungsstörungen und findet deshalb die Brille nicht, weil er sie als Brille nicht erkennt. Herr K. will deutlich sehen (seine Brille wiederhaben), Ordnung (nicht suchen müssen), Klärung des ungewöhnlichen Verschwindens, das ihn beunruhigt und Anerkennung (dass er nicht als Trottel dasteht). Es entstehen Ängste, weil Herr K. seine Defizite erlebt. Er fängt an, an sich selbst zu zweifeln und spürt, wie sein Selbstwertgefühl schwindet. Da es für ihn keine Erklärung gibt, muss ein anderer am Verschwinden der Brille schuld sein. Er wird wütend und macht seiner Frau Vorwürfe. → Auf keinen Fall sollte das Verhalten persönlich genommen oder eine Diskussion begonnen werden. Die Anschuldigungen sind Symptome der Krankheit. Der Erkrankte will nicht verletzen! Es ist besser, wenn der Erkrankte gemeinsam mit dem Beschuldigten den vermissten Gegenstand findet, denn wenn der Beschuldigte ihn allein findet, bestätigt das die Annahme, dass die Sache versteckt oder gestohlen wurde. Man sollte versuchen den Erkrankten zu beruhigen und signalisieren, dass man ihn verstehe (vgl. Merz, S. 28). Es ist trotz Biografie und auch langjährigem Kennen des Patienten oder erkrankten Menschen sehr schwierig, richtig zu reagieren bzw. zu wissen, warum jemand verschiedene Reaktionen zeigt. Folgende Tabelle gibt eine gute, kurze Übersicht über empfundene Gefühle:

Emotionale Bedürfnisse:		
Angst		Sicherheit
Scham		Intimsphäre
Mutlosigkeit		Erfolgserlebnisse
Depression	braucht	psychologische Unterstützung
Wut		Ventil
Misstrauen		Kontrolle

(Fürstler et al. 2000, S. 51)

Es gibt eine Vielzahl interessanter Konzepte und Modelle, wodurch versucht wird, so gut wie möglich auf jeden Einzelnen einzugehen. Ein tolles Modell wird nun folgend kurz erwähnt:

6 Das Best-Friends-Modell

Dieses Modell kann überall Anwendung finden. Die Idee, die dahinter steckt, ist, dass Pflegende viel tun können, das Leben der dementen Personen zu verbessern und schwierige Verhaltensweisen zu reduzieren. Helfer sollen ihre Beziehung zu einer dementen Person so überdenken oder umgestalten, dass sie zu einem guten Freund werden. Da passieren dann erstaunliche Dinge:

- Ein Ehemann kann lernen, damit aufzuhören, seine Frau zu korrigieren oder mit ihr zu streiten.

- Ein Aktivitätsleiter fängt an, sich mehr auf den Prozess, statt auf das Ergebnis zu konzentrieren.

- Eine qualifizierte Pflegekraft orientiert sich mehr an der Person als an der Aufgabe.

- Ein Betreuer gelangt von Traurigkeit und Stress zu Akzeptanz und Erfolg.

- Eine demente Person fühlt sich sicherer, geborgener und in höherem Maße geschätzt.

Das Best-Friends-Modell hilft zu verstehen, dass alle Gefühle, die demente Personen zum Ausdruck bringen, normal sind. Freundschaft und liebevolle Pflege reduzieren negative Gefühle auf ein Minimum und haben einen positiven Einfluss auf das Verhalten und das tägliche Leben. (vgl. Bell 2004, Vorwort, S. 28).

Es sollte so viel wie möglich Zeit in die Beziehung zum Erkrankten investiert werden. Als gute Freundschaft bezeichnet man jene, in der man den Menschen mit seinen Eigenheiten und Vorzügen gut kennt. Man weiß mit was man seinem Freund/seiner Freundin eine Freude machen kann, man sieht schon an der Mimik, ob es ihm/ihr gut geht, oder ob er/sie ein hörendes Ohr braucht, oder ob man ihn/ihr am besten Ruhe gönnt und später fragt, ob er/sie über seine/ihre Sorgen sprechen möchte.

Wir wollen doch als Pflegepersonen oder auch als pflegende Angehörige zufriedene „Pfleglinge" → nachfolgend noch einige Anregungen, die zum Nachdenken anregen sollen:

7 Wer sind die Experten?

Interessante Aussagen aus Projekten aus Europa liefert „Alternativen zum Heim". Einige interessante Gedanken sind hier erwähnt, Näheres ist sehr empfehlenswert nachzulesen! Ein Leiter eines Pflegeheimes in den Niederlanden – in der Nähe von Amsterdam - berichtet, dass die Bemühungen in der Klinik in Richtung einer möglichst professionellen Organisation im Bereich medizinischer Pflege waren. Die Mitarbeiter arbeiteten so wirkungsvoll und effizient wie möglich, fühlten sich für die Patienten verantwortlich, trafen Entscheidungen darüber, was gut für sie wäre, da sie sich als die wahren Experten für Krankheit, Senilität und des Alterns erachteten. Gleichzeitig kamen sie aber zum Ergebnis, dass sie überhaupt nicht erfolgreich waren – alle Patienten starben. Und nicht nur das, während ihres Aufenthaltes wurden sie passiv, waren psychologisch isoliert, hatten nur wenig Freude am Leben und litten. Zu welchem Schluss kam man? Die Alten selbst waren die Experten, nicht die Angestellten hatten ein ganzes Leben hinter sich, nicht sie waren alt, nicht sie lebten in einer Einrichtung. Es wurde dann darauf geachtet, was die Heimbewohner brauchten oder verlangten. Es wurde angefangen richtig zuzuhören, sie zu respektieren und sie zu akzeptieren, wie sie sind und leben wollen. Fazit war, dass senile ältere Menschen ganz normale Menschen sind, mit ähnlichen Bedürfnissen und Wünschen, wie wir selbst sie haben, aber mit vielen Behinderungen – vor allem in der Kommunikation. Die Bedürfnisse der älteren Menschen: einen Ort, wo sie leben und sich sicher und zuhause fühlen können; die Möglichkeit, ihr Leben auf ihre eigne Art und Weise zu leben und eigene Entscheidungen zu treffen; die Möglichkeit, menschliche Beziehungen zu haben bzw. anknüpfen zu können. Ältere Menschen, selbst wenn sie an Altersdemenz leiden, haben das Recht ihr Leben auf eine Art und Weise zu führen, so wie dies das Recht aller ist oder sein sollte. Die Risiken und Probleme sollen als Teil ihres Lebens akzeptiert werden, so wie sie auch Teil unseres Lebens sind. Vor allem ist es aber wichtig, den Älteren zu zeigen, dass wir sie wirklich respektieren und akzeptieren, so wie sie mit allen ihren Behinderungen sind und dass wir uns bemühen, auf ihrer Seite zu stehen, auch wenn wir sie manchmal nicht verstehen können. Die Aufgabe als Fachpersonal besteht darin, darauf zu achten, dass verwirrte ältere Menschen so weit wie möglich Herr ihres eigenen Lebens bleiben, ihre eigenen Entscheidungen treffen können und in einer Umgebung sind, wo sie sich sicher und zu Hause fühlen. Es ist zwar auch Aufgabe des Fachpersonals zu helfen, aber vor allem müssen wir ihnen Vertrauen in sich selbst geben und ihre Selbstachtung aufrechterhalten (vgl. Niek 1998, S. 45 ff.).

Es muss hier aber auch erwähnt werden, dass es wichtig ist ausgeglichen zu bleiben. Das heißt, es sollte einerseits nicht der ganze Tagesablauf nach „Schema" ablaufen, aber es ist auch bei fortgeschrittener Erkrankung unmöglich und gefährlich, sich nur nach den Bedürfnissen oder Wünschen der Personen zu richten. Zum Beispiel muss auf vernünftige Bewegung, aber auch auf Ruhepausen geachtet werden, da viele sehr unruhig und ohne Unterbrechung umherwandern würden. In Wien gibt es schon einige gut ausgerichtete Pflegeplätze. Im Geriatriezentrum am Wienerwald gibt es zum Beispiel schon heute die Möglichkeit die Bewohner beobachtet, in einem „nie endenden" Garten spazieren gehen zu lassen. Dieser ist rund angelegt und schön gestaltet. Außerdem gibt es auf der Station farblich getrennte Bereiche für Aktivitäten und eine Ruhezone.

Das Geriatriezentrum Klosterneuburg wurde zum Beispiel mit dem 2. Platz für ein Projekt der „Betreuung von demenzkranken Menschen mit ausgeprägtem Bewegungsdrang" ausgezeichnet. Augenmerk wird auf Autonomie und Selbstwertgefühl gelegt. Es gibt Orientierungsmaßnahmen durch Farben, Melodien und Signale, außerdem wird ausreichend Möglichkeit zur Bewegung im Rundweg geboten. Ziel ist es die Lebensqualität und ein Leben in Würde, Sicherheit, Freiheit und Geborgenheit zu erhalten oder zu erreichen (URL:http://www.wienkav.at/kav/pkl/texte_anzeigen.asp?id=12740 [6.10.2008]).

In den Bundesländern und in Wien ist für die Zukunft aber noch großer Bedarf an Unterbringungsmöglichkeit, besonders für noch gehfähige Bewohner.

Schlussteil

Diese Fachbereichsarbeit umfasst die psychische Situation der an Demenz erkrankten Menschen sowie Kommunikationstipps. Sie zu verfassen war sehr lehrreich und interessant, da man einige Zeit mit den Gedanken im Thema lebt.

Grundsätzlich ist es für Pflegepersonen eine große Herausforderung, auf die Patienten oder Heimbewohner individuell einzugehen, besonders bei Demenzkranken. Für professionelle Pflege ist es dennoch notwendig, ein individuell anpassbares Konzept für den Patienten zu entwickeln und umzusetzen.

In dieser Arbeit zeigt sich eines wieder sehr deutlich: Die Sprache ist unser wichtigstes Gut, mit dem wir uns mitteilen, aber auch Informationen austauschen können und Anerkennung ernten. Im Umgang mit demenzkranken Menschen muss deshalb immer wieder Geduld und Einfühlungsvermögen angewandt werden, und auf nonverbale Äußerungen geachtet werden. Dann gelingt es einem besser, sich etwas in den Betroffenen hineinzuversetzen, seine Ängste, Sorgen und Wünsche zu verstehen und auch entsprechend zu reagieren. Auf Anerkennung und Lob sollte gerade bei dieser Menschengruppe geachtet werden, da es für das Selbstwertgefühl sehr wichtig ist.

Es gibt einige wenige Studien, die sich mit dem Erleben eines Demenzkranken auseinandersetzen. Es ist sehr wertvoll, sich Zeit zu nehmen, und diese zu lesen beziehungsweise selbst Beobachtungen anzustellen, um sich selbst die Erkrankung besser erklären zu können. Richtig verstehen werden wir sie aber letztendlich wahrscheinlich nie.

Es ist weiters bestimmt eine große Herausforderung, eine gute Biografiearbeit zu erstellen. Sie ist eine der wenigen Hilfen, den Demenzkranken besser zu verstehen bzw. die zwischenmenschliche Kommunikation zu fördern.

Das Best-Friends-Modell sollte in der professionellen Pflege Anwendung finden, denn wenn man einen Patienten als Freund sieht, pflegt man ihn sicher menschenwürdiger, und er wird sich wohl und ernst genommen fühlen.

Zum Schluss noch die Feststellung, wer in Wirklichkeit die Experten in Bezug auf die Demenzkrankheit sind. Es sind sicher die Demenzpatienten selbst, die wissen, wie sie leben möchten und was ihnen wichtig ist. Außerdem haben sie ihre eigene Vorstellung davon, wie mit ihnen umgegangen werden soll!

Literaturverzeichnis

Bücher:

1. Baumgartner, Luitgard et al. (Hrsg): Häusliche Pflege Heute. München: Urban & Fischer 2003[1].

2. Bell, Virginia et al.: Richtig helfen bei Demenz. Ein Ratgeber für Angehörige und Pflegende. München: Ernst Reinhardt 2004.

3. Bosch, Corry M: Vertrautheit. Studie zur Lebenswelt dementierender alter Menschen. Wiesbaden: Ullstein Medical Verlagsgesellschaft mbH & Co 12/1998.

4. Braas, Dianne et al.: Handbuch der Betreuung und Pflege von Alzheimer-Patienten. Stuttgart: Georg Thieme Verlag 2005[2].

5. Flatz, Thomas et al.: Demenzgerechte Pflege. Pflege und Betreuung, Kommunikation, Lebensraumgestaltung. Ein praxisorientierter Leitfaden für Angehörige und Pflegende, sowie Leiter von Demenz- und Pflegeeinrichtungen. Wien: NWV Neuer Wissenschaftlicher Verlag GmbH 2004[1].

6. Frank, Udo: Neurologie und Psychiatrie. München: Urban & Fischer WEISSE REIHE 2004[6].

7. Fürstler, Gerhard et al.: Psychologie und Sozialwissenschaft für Pflegeberufe 2. Klinische Psychologie, Behinderung, Soziologie. Wien: Facultas Universitätsverlag 2000.

8. Hildebrandt, Helmut et al.: Pschyrembel. Klinisches Wörterbuch. Berlin: Walter de Gruyter 1998[258].

9. Kötzer, Ilka et al. (Hrsg): Altenpflege zeitgemäß und zukunftsweisend. Stuttgart: Georg Thieme Verlag 2005[1].

10. Menche, Nicole et al. (Hrsg): Pflege heute. München: Elsevier, Urban & Fischer 7/2004[3].

11. Niek de, Boer: Alternativen zum Heim. Die „Gruppe Saumon" und Innovative Projekte aus Europa. Soziales Europa 2/1998.

12. Wojnar, Jan: Die Welt des Demenzkranken. Leben im Augenblick. Hannover: Vincent Network GmbH 2007.

Broschüren/Zeitschriften:

1. Alf C. et al.: Konsensusstatement „Demenz" der Österreichischen Alzheimer Gesellschaft Update 2006. In: Journal für Neurologie, Neurochirurgie und Psychiatrie. Band 20 4/2006.

2. Ferner, Franz et al.: Fallbeispiele, Tipps und Beratungsadressen für pflegende Angehörige von Alzheimer-Patienten. In: Pflegen. Wien: Merz Pharma Austria GmbH.

3. Lundbeck: Tipps für die Betreuung von Alzheimer-Patienten daheim. In: Zu Hause ist es doch am schönsten. www.alzheimerinfo.at 11/2006.

4. Merz (Hrsg): Leben mit Demenzkranken. Tipps für den Alltag. Zukunftsforum Demenz. Frankfurt am Main: Merz.

5. Pfizer (Hrsg.): Alzheimer-Krankheit. Sie sind nicht alleine. Wien: Pfizer Corporation Austria GmbH 3/2006.

6. Ramm-Fischer, Angelika: Zukunftsforum Demenz. In: Newsletter MERZ 10/2004.

Internet:

wienkav: Geriatriezentrum Klosterneuburg, Weitere Informationen zur Betreuung demenz-kranker Menschen. In: URL:http://www.wienkav.at/kav/pkl/texte_anzeigen.asp?id=12740 [Stand: 6.10.08].

Abbildungsverzeichnis

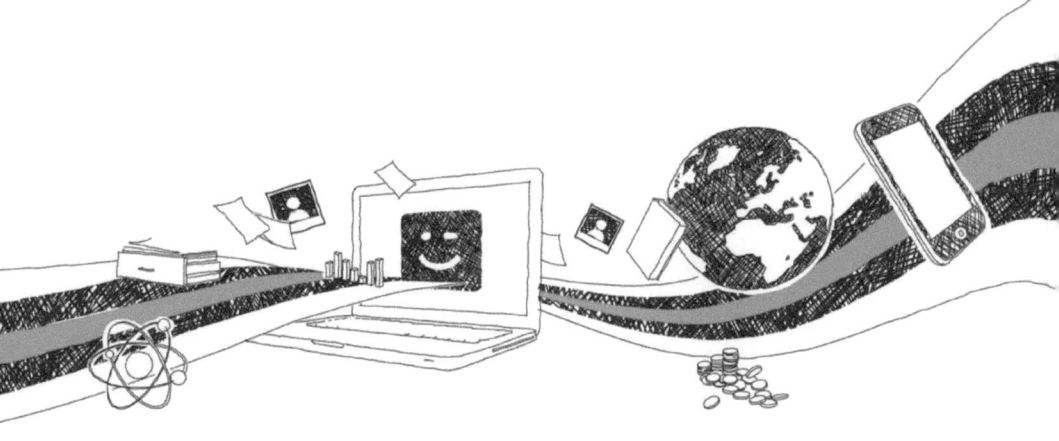
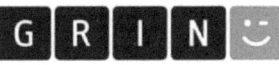